So funktioniert das 14-Tage-Programm:

Sie essen fünf Mahlzeiten am Tag: Das Frühstück und die Zwischenmahlzeiten für vormittags und nachmittags wählen Sie ganz nach Ihrem Geschmack (Seite 4 und 5). Anschließend kommen die Rezepte für Mittag- (linke Spalte) und Abendessen (rechte Spalte). Berufstätige, die mittags keine warme Mahlzeit zubereiten können, essen das Mittagessen abends und richten sich die kalte Mahlzeit für den nächsten Tag als Lunchpaket her. Alle Mittag- und Abendessen sind so berechnet, daß Sie sie leicht untereinander austauschen können. Ob Sie die vorgeschlagene Reihenfolge einhalten oder sich Ihren Wochenplan selbst zusammenstellen: Sie bekommen rund 1200 Kalorien am Tag mit vielen Vitaminen, Mineralstoffen und wenig Fett, denn Fett ist das, was dick macht.

Start ist am Dienstag, damit Sie montags für die ersten Tage einkaufen können. Eine Vorrats- und Einkaufsliste (Seite 34 und 35) hilft Ihnen dabei. Die angegebenen Mengen beziehen sich auf den eßbaren Anteil der Zutaten, kaufen Sie also beim Obst und Gemüse immer etwas mehr ein, denn beim Putzen gibt's Abfälle. Praktisch und zeitsparend: Bei manchen Rezepten können Sie bestimmte Zutaten für eine zweite Mahlzeit gleich mitkochen (Anmerkungen mit *). Das einzige, was Sie sich für diese Diät zulegen sollten, ist eine beschichtete Pfanne mit Deckel, in der Sie mit wenig Fett braten können, ohne daß etwas anbrennt. Und nicht zu vergessen: Damit das Abnehmen besser klappt, sollten Sie viel trinken, mindestens 2 Liter am Tag, am besten Mineralwasser, ungesüßten Tee oder – in Maßen – Kaffee.

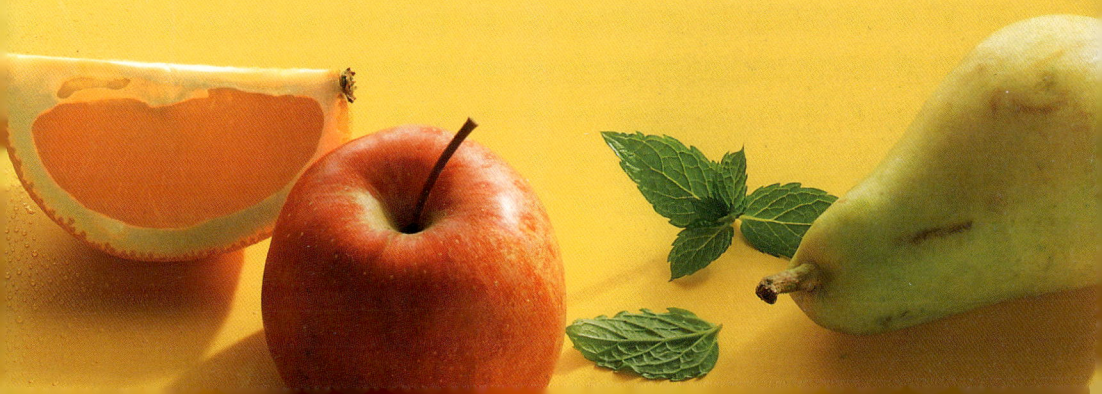

Brot und Brötchen

Süße Brötchen
1 Brötchen halbieren. Beide Hälften mit
2 Eßl. Quark und 1 Eßl. Marmelade oder
Honig bestreichen.

Knäckebrot mit Quark
3 Scheiben Knäckebrot mit 3 Eßl. Quark
bestreichen. 2 Scheiben mit Radieschen-,
Tomaten- oder Gurkenscheiben belegen.
Mit Salz, Pfeffer und Schnittlauchröllchen
bestreuen. 1 Scheibe mit 1 Teel. Honig oder
Marmelade bestreichen.

Herzhaftes Vollkornbrot
1 Scheibe Vollkornbrot dünn mit Butter
bestreichen und mit 2 Scheiben Käse oder
Aufschnitt (z. B. gekochter Schinken, Roast-
beef, Corned beef oder Kasseler) und Toma-
ten- oder Gurkenscheiben belegen. Mit Salz,
Pfeffer und gehackten Kräutern würzen.

Eierspeisen

Weichgekochtes Ei
1 Ei weich kochen. 1/2 Scheibe Vollkornbrot
dünn mit 1 Teel. Butter oder Margarine
bestreichen, mit Tomaten-, Gurken- oder
Radieschenscheiben belegen und mit Salz,
Pfeffer und Schnittlauchröllchen bestreuen.

Rührei oder Spiegelei
1 Ei mit Salz und Pfeffer verquirlen und in
einer beschichteten Pfanne als Rührei braten.
Oder 1 Ei als Spiegelei braten. Auf 1/2 Scheibe gebuttertes Vollkornbrot oder 1 Scheibe
Vollkorntoast legen und mit viel Schnittlauch
oder Kresse bestreuen. Dazu gibt es Tomaten, Gurkenscheiben oder Radieschen.

Pfannkuchen
1 Ei, 2 Eßl. Milch, 1 Eßl. Mehl und 1 Prise Salz
zu einem Teig verrühren. Eine Weile ausquel-
len lassen und in einer beschichteten Pfanne
mit wenig Butter oder Margarine zwei
Pfannkuchen ausbacken. 1 Eßl. Honig oder
Marmelade oder frische Früchte darauf verteilen.

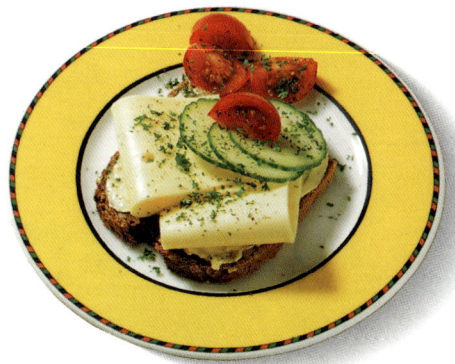

Müsli

Obstsalat

1/2 Banane und 1/2 Apfel (oder 150 g anderes Obst) in Scheiben schneiden. Saft von 1/2 Orange und 1/2 Zitrone darüber gießen, mit 1 Eßl. Honig süßen. Mit 1 Eßl. gehackten Nüssen oder 3 Eßl. Müsli bestreuen.

Müsli

1 Kiwi und 1/2 Orange (oder 150 g anderes saftiges Obst) kleinschneiden. Mit 4 Eßl. Müsli bestreuen. 4 Eßl. Joghurt, Kefir, oder Dickmilch darüber gießen.

Milch

4 Eßl. Müsli in einen tiefen Teller geben. 1 Eßl. Honig darüber träufeln. Mit 1 Tasse (150 ml) kalter oder lauwarmer Milch oder Kakao übergießen.

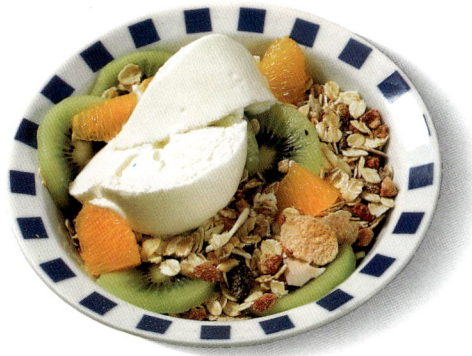

Für zwischendurch

Wenn Sie zwischen den drei Hauptmahlzeiten oder abends vor dem Schlafengehen Hunger haben, halten Sie sich an Obst, rohes Gemüse und Milchprodukte. Sie können auch Obst und Gemüse mit Milchprodukten kombinieren. Zwei dieser drei Zwischenmahlzeiten sollten Sie über den Tag verteilt essen:

1 Extra-Portion Obst, etwa 150 g: Apfel, Birne, Banane, Orange, Mandarine, frische Ananas, Kiwi, Pfirsich, Nektarine, Erbeeren oder andere Beeren.

1 Extra-Portion Gemüse, etwa 300 g, zum Knabbern oder als Salat mit einer Essig-Öl-Kräutermarinade: Tomaten, Gurke, Kohlrabi, Möhren, Radieschen, Staudensellerie, Knollensellerie, Paprikaschoten, Sprossen, Blattsalate.

1 Extra-Portion Milchprodukte, etwa 150 g: Milch, Buttermilch, Dickmilch, Joghurt (auch mit Früchten), Kefir, Cremquark oder Quark – möglichst Magerstufen.

Hähnchenkeule

1/2 Tasse Reis (50 g) *, Salz, 1 Hähnchen-keule*, Pfeffer, Paprika edelsüß, 1 grüne Paprikaschote, 2 Tomaten, 1 Zwiebel, 1 Knoblauchzehe, 1 Eßl. Öl, 2 Eßl. gehackte Petersilie

1

Reis in Salzwasser in 20 Min. gar kochen. Hähnchenkeule mehrmals mit einem spitzen Messer einstechen, mit Salz, Pfeffer und Paprikapulver würzen und in einer beschichteten Pfanne ohne zusätzliches Fett auf beiden Seiten in 30 Minuten goldbraun braten.

2

Das Gemüse waschen. Paprikaschote putzen und würfeln, Tomaten ohne Stielansätze kleinschneiden, Zwiebel pellen und achteln, Knoblauchzehe pellen und fein würfeln. Öl in einem Topf erhitzen, Paprikawürfel und Zwiebel dazugeben und braten, bis die Zwiebel glasig ist. Tomaten und Knoblauch hinzufügen, umrühren und 5 Minuten zugedeckt schmoren. Den Reis hineinrühren. Mit Salz, Pfeffer, Paprikapulver und Petersilie würzen.

3

Die Hähnchenkeule auf einen Teller legen, den Tomatenreis daneben anrichten.

* Mittags kochen – abends essen:
50 g Reis und 1 Hähnchenkeule mehr mitgaren!

Geflügelsalat

1 gebratene Hähnchenkeule, 1 Orange, 150 g Champignons, 2 Eßl. Salatcreme, Salz, Pfeffer, einige Salatblätter, 1 Portion gekochter Reis (125 g), 2 Eßl. Schnittlauchröllchen

1

Die Haut von der Hähnchenkeule ablösen und wegwerfen, das Fleisch kleinschneiden. Die Orange halbieren, eine Hälfte auspressen, die andere Hälfte schälen und das Fruchtfleisch kleinschneiden. Champignons putzen und in Scheiben schneiden.

2

Salatcreme mit Orangensaft verrühren, mit Salz und Pfeffer würzen. Geflügelfleisch, Orangenstücke und Champignons zur Sauce geben und vorsichtig vermischen.

3

Salatblätter waschen und auf einen Teller legen, erst den Reis und dann den Geflügelsalat darauf verteilen. Mit Schnittlauchröllchen bestreuen.

 Tip fürs Büro:
Salat in einer gut verschließbaren Dose bis zum Verzehr kühl stellen.

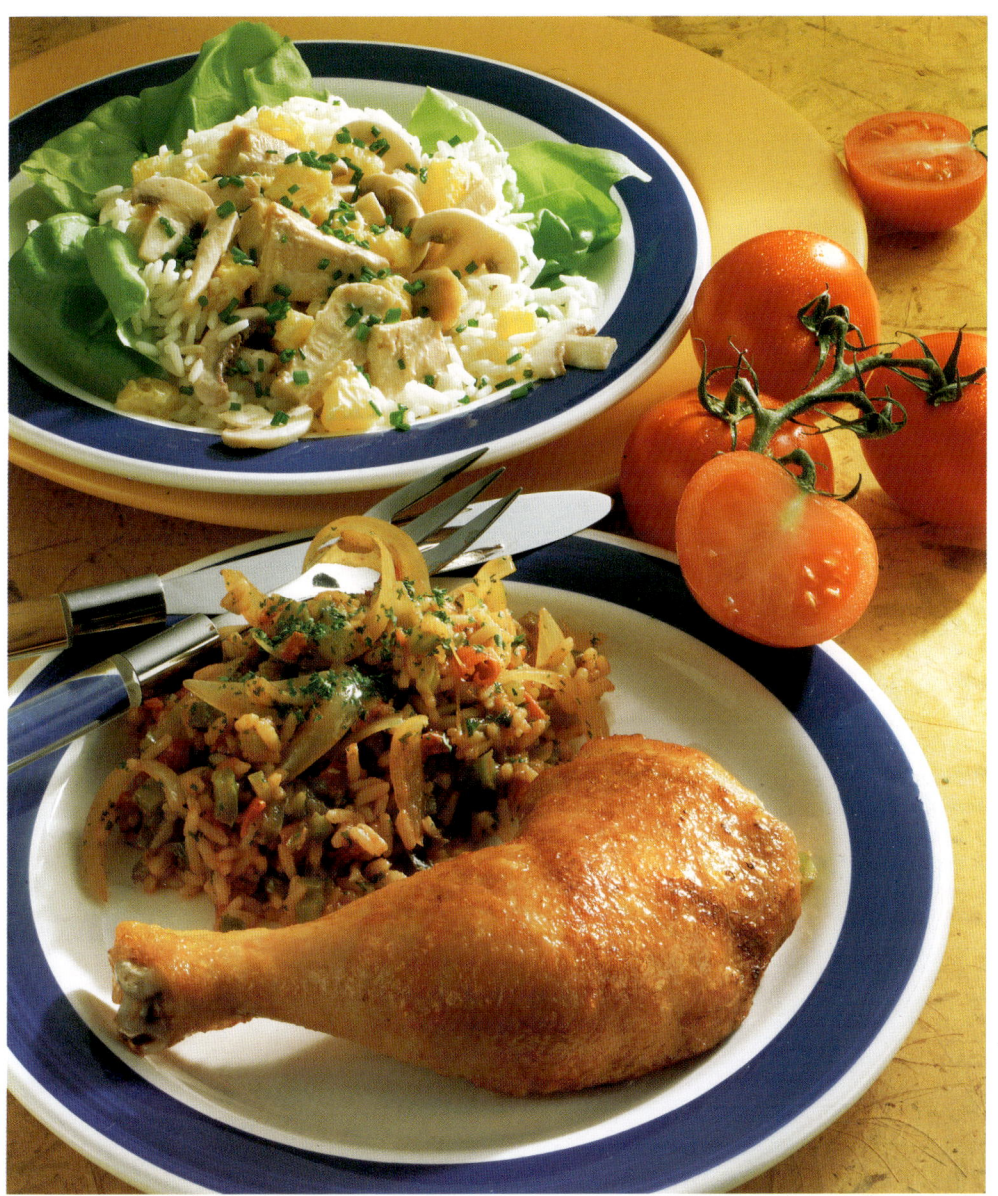

Pellkartoffeln mit Quark

3 Kartoffeln*, Salz, 1 Zwiebel, 1 Stückchen Salatgurke, 2 Tomaten, 3 Eßl. Cremquark (0,2 % Fett),1 Eßl. Crème fraîche, Pfeffer, 1 Beet Kresse, einige Salatblätter

1

Die Kartoffeln mit Schale in 20 Minuten gar kochen. Zwiebel und Gurke schälen und fein würfeln, Tomaten waschen und ohne Stielansätze achteln.

2

Quark mit Crème fraîche und wenig Pfeffer verrühren. Die Kresse vom Beet schneiden und die Hälfte davon unter den Quark heben.

3

Die Salatblätter waschen und auf einem Teller ausbreiten. Quark, Zwiebel- und Gurkenwürfel in Häufchen darauf anrichten. Die Tomatenachtel rundherum legen und mit Salz und Pfeffer würzen. Die restliche Kresse auf den Quark streuen. Die Kartoffeln pellen und daneben anrichten.

Bunter Salat

3 gekochte Kartoffeln, 1/4 Salatgurke, 1 Zwiebel, 2 Eßl. Schnittlauchröllchen, Salz, Pfeffer, 1 Ei, 1 Eßl. Öl, 1 Eßl. Weinessig, 1 Prise Zucker, einige Salatblätter

1

Kartoffeln pellen und in Scheiben schneiden. Die gewaschene Gurke längs vierteln und in dünne Scheiben schneiden. Die Zwiebel pellen und würfeln. Den Schnittlauch dazugeben, mit Salz und Pfeffer würzen, alles vermischen. Das Ei in 8–10 Minuten hart kochen und pellen.

2

Öl mit Essig, Zucker, Salz und Pfeffer zu einem Dressing verrühren und über den Salat gießen. Vermischen und einige Minuten ziehen lassen.

3

Die Salatblätter waschen und auf einem Teller ausbreiten, den Kartoffel-Gurkensalat darauf häufen. Das Ei vierteln und daneben legen.

 Tips fürs Büro:
Salat in einer gut verschließbaren Dose bis zum Verzehr kühl stellen. Das Ei erst kurz vor dem Essen pellen.

* Mittags kochen – abends essen: 3 Kartoffeln mehr mitgaren!

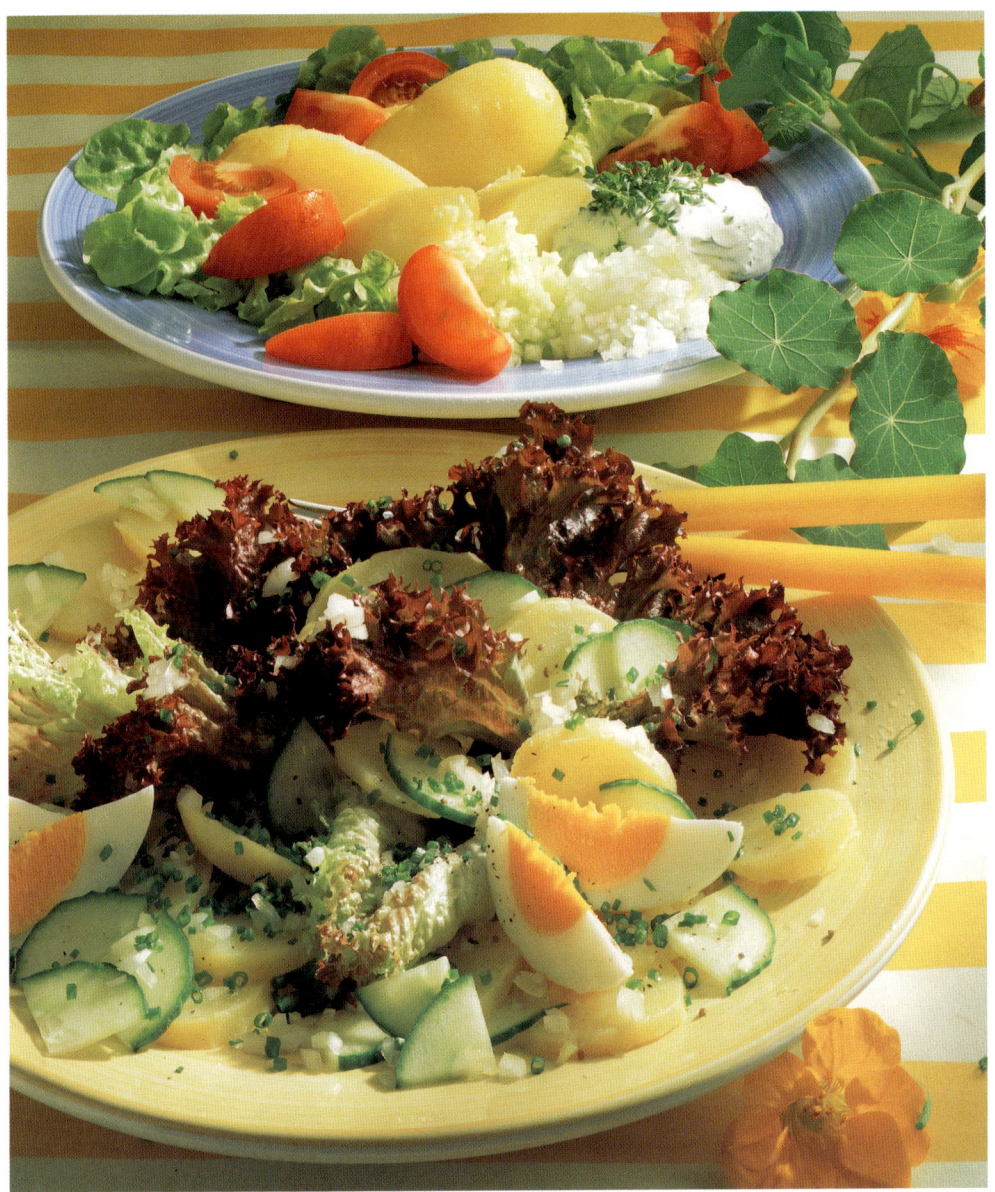

Spaghetti Bolognese

75 g dünne Spaghetti, Salz, 1 Zwiebel,
1 Knoblauchzehe, 3 Tomaten, 75 g gemisch-
tes Hackfleisch, Pfeffer, Paprika edelsüß,
1 Eßl. Öl, 1 Eßl. Tomatenmark, 1/2 Tasse Wasser (75 ml), 3 Eßl. gehacktes Basilikum*

1

Spaghetti in Salzwasser bißfest kochen.
Zwiebel und Knoblauch pellen und würfeln,
Tomaten waschen und ohne Stielansätze
kleinschneiden. Hackfleisch mit Salz, Pfeffer
und Paprika würzen, mit der Gabel etwas
zerpflücken.

2

Eine beschichtete Deckelpfanne erhitzen. Öl
hineingeben. Zwiebel, Knoblauch und Hackfleisch darin rundum anbraten. Tomaten,
Tomatenmark und Wasser dazugeben, gut
umrühren und 10 Minuten zugedeckt unter
Rühren köcheln lassen. Mit Salz, Pfeffer und
Paprikapulver abschmecken. Das Basilikum
unterheben.

3

Die Spaghetti in ein Sieb schütten, gut abtropfen lassen und in einen tiefen Teller geben. Die Hackfleischsauce darüber gießen.

Champignonsalat

*1 Portion gekochte Spaghetti, 150 g Cham-
pignons, 50 g Rucola oder Feldsalat, Salz,
Pfeffer, 1 Eßl. Zitronensaft, 1 Eßl. Olivenöl,
1 Prise Zucker*

1

Die kalten Spaghetti in kleine Stücke, ge-
putzte Champignons in Scheiben schneiden.
Rucola oder Feldsalat putzen, waschen, auf
Küchenpapier trocknen und grob hacken
(einige Blätter beiseite legen). Mit Salz und
Pfeffer würzen, alles vermischen.

2

Aus Zitronensaft, Öl, Zucker, Salz und Pfeffer
eine Sauce rühren und über den Salat gießen, einige Minuten ziehen lassen.

3

Die zurückbehaltenen Salatblätter auf einem
Teller ausbreiten. Den Champignonsalat darauf anrichten.

 Tip fürs Büro:
**Salat in einer gut verschließbaren Dose bis
zum Verzehr kühl stellen.**

*** Mittags kochen – abends essen:
75 g Spaghetti mehr mitgaren!**

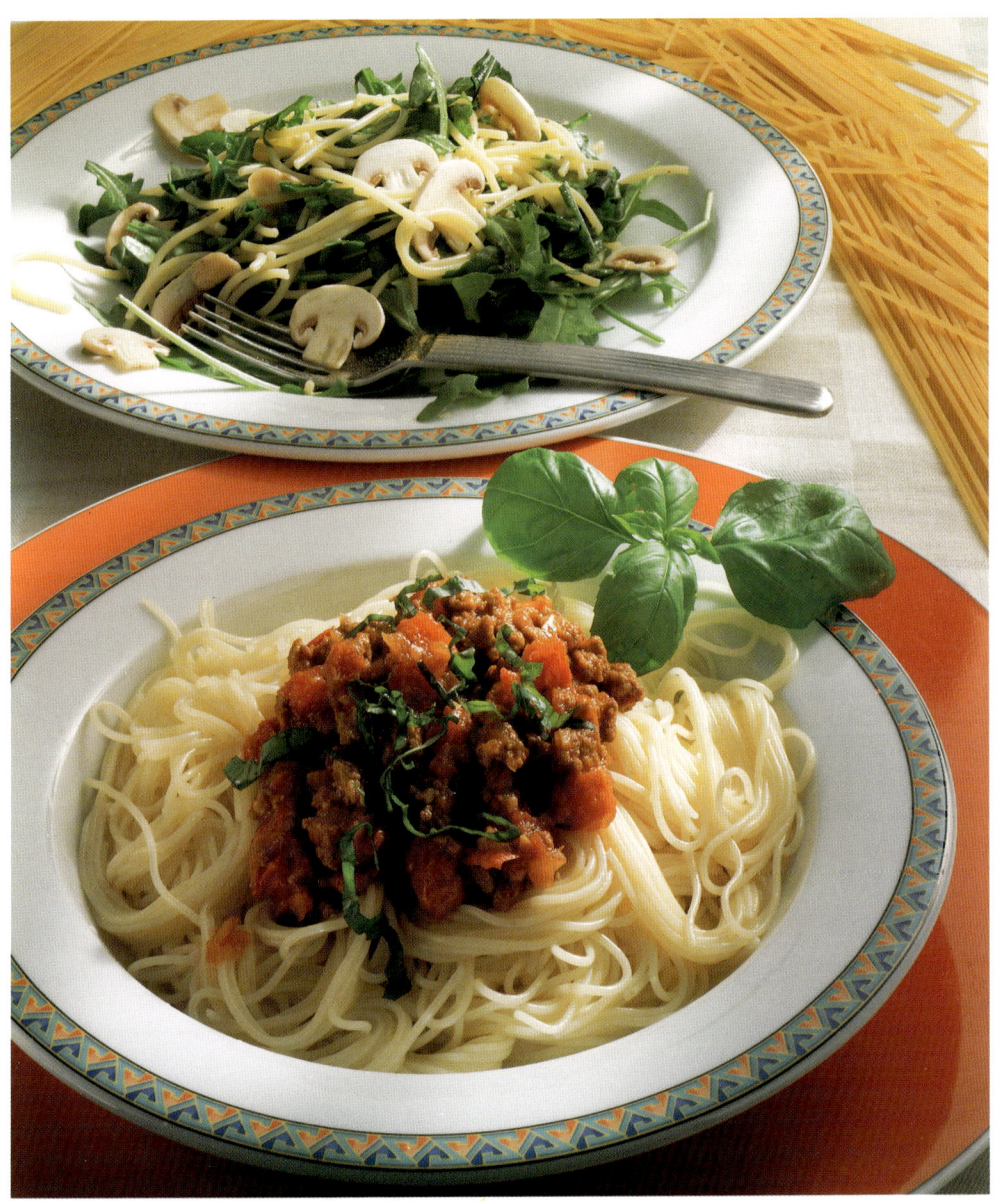

Gefüllte Forelle

3 Kartoffeln*, Salz, 3 Tomaten, 1 ausgenommene Forelle (300 g), 2 Eßl. grob gehackte Petersilie, 2 Zitronenscheiben (unbehandelt), 2 Eßl. Butter, Pfeffer, 1 Teel. Öl

1

Die Kartoffeln mit Schale in 20 Minuten gar kochen. Tomaten waschen, Stielansätze entfernen, 1/2 Tomate in Scheiben schneiden. Forelle mit etwas Petersilie, den Tomaten- und Zitronenscheiben, 1 Eßl. Butterflöckchen, Salz und Pfeffer füllen. Ein Stück Alufolie mit Öl bepinseln. Die Forelle in die Alufolie wickeln, gut verschließen und in eine Deckelpfanne legen.

2

Die restlichen Tomaten quer halbieren, mit Salz und Pfeffer würzen, die restliche Petersilie und Butterflöckchen darauf verteilen. Die Tomatenhälften an den Pfannenrand setzen. Forelle und Tomaten bei mittlerer Hitze zugedeckt 30 Minuten garen.

3

Kartoffeln pellen und auf einen Teller legen. Die Tomaten daneben anrichten. Die Folie öffnen (Vorsicht, heiß!) und die Forelle auf den Teller gleiten lassen.

Gemüseauflauf

3 gekochte Kartoffeln, 1 kleiner Zucchino, 1 Tomate, Salz, Pfeffer, 1 Knoblauchzehe, 50 g Käse, 2 Eßl. grob gehacktes Basilikum, 1 Eßl. Crème fraîche, 2 Eßl. warmes Wasser

1

Den Backofen auf 180° vorheizen. Kartoffeln pellen. Zucchino und Tomate waschen und putzen. Kartoffeln, Zucchino und Tomate in dünne Scheiben schneiden. Den gepellten Knoblauch fein und den Käse grob würfeln.

2

In eine ofenfeste Form ein Lage Kartoffeln schichten. Zucchino- und Tomatenscheiben darauf verteilen. Basilikum und Knoblauchwürfel darüber streuen. Die restlichen Kartoffelscheiben dachziegelartig darauf legen. Den Käse darauf verteilen. Crème fraîche mit Wasser verrühren und darüber gießen.

3

Den Gemüseauflauf im Ofen (Mitte, Umluft 160°) in 30 Minuten goldbraun überbacken.

* Mittags kochen – abends essen: 3 Kartoffeln mehr mitgaren!

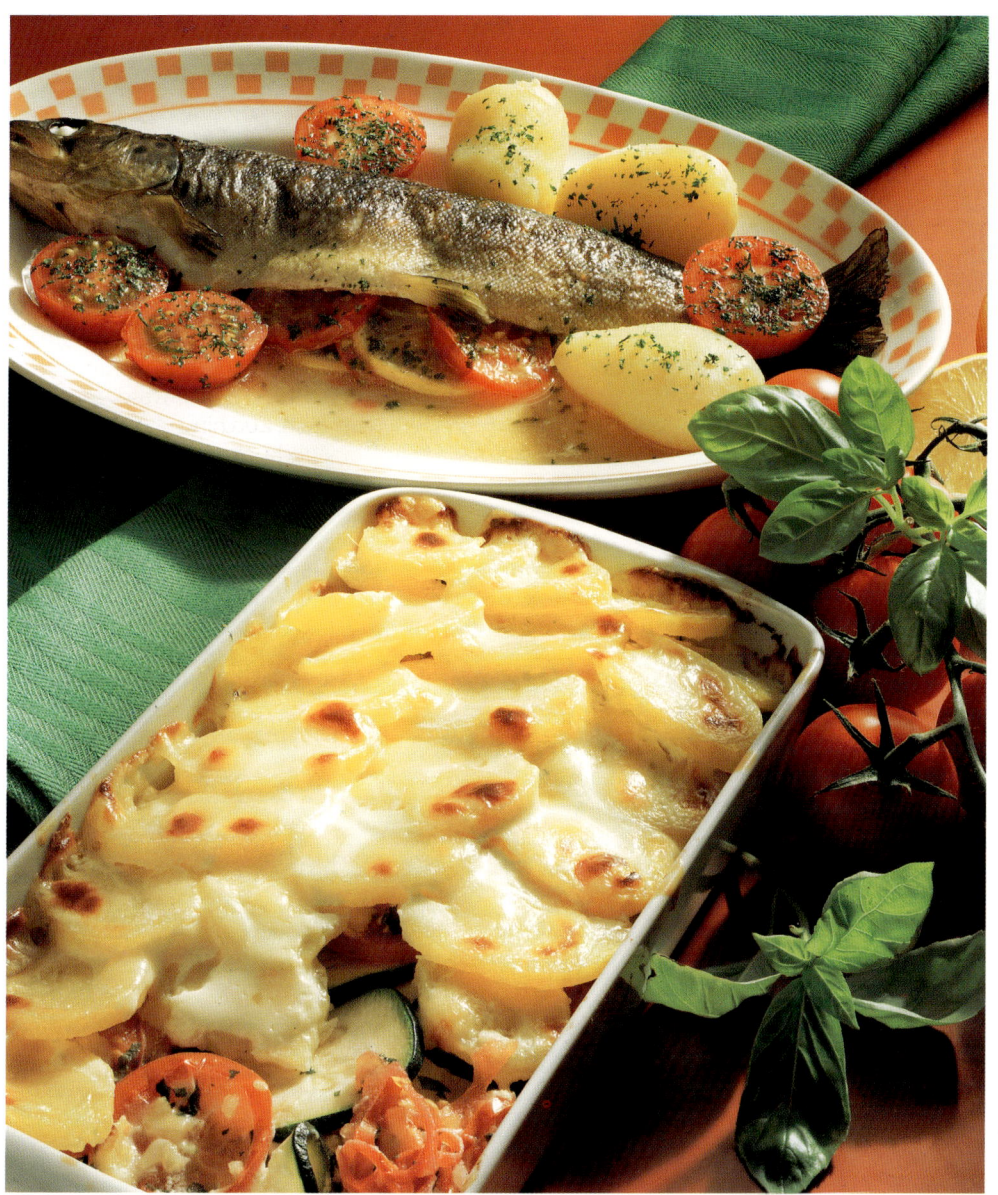

Sauerkrautauflauf

3 Kartoffeln, Salz, 1 kleiner süßer Apfel,
1/2 Dose Champagnerkraut (200 g),
50 g gekochter Schinken, 1 Zwiebel, Pfeffer,
1 EßI. Crème fraîche, 1 EßI. Paniermehl,
1 Teel. Butter (oder Margarine)

1

Kartoffeln schälen, würfeln und in Salzwasser sehr weich kochen. Den Apfel waschen, fein würfeln und mit dem Sauerkraut vermischen. Den Schinken kleinschneiden, die Zwiebel pellen und in Ringe schneiden. Schinken und Zwiebelringe in einer beschichteten Pfanne 5 Minuten scharf anbraten, mit Salz und Pfeffer würzen.

2

Den Backofen auf 180° vorheizen. Die Kartoffeln bis auf 2 EßI. Flüssigkeit abgießen und mit der Rückseite eines Schöpflöffels zermusen, Crème fraîche ins Püree rühren, mit Salz und Pfeffer abschmecken.

3

In eine ofenfeste Form zuerst das Sauerkraut mit den Apfelwürfeln, dann die Schinken-Zwiebel-Mischung schichten. Das Kartoffelpüree darauf verstreichen. Mit Paniermehl bestreuen, Butter in Flöckchen darauf setzen und den Auflauf im Ofen (Mitte, Umluft 160°) in 20 Minuten goldbraun überbacken.

Brokkolicremesuppe

1 Kartoffel, 150 g Brokkoli (oder Blumen-
kohl, Zucchini, Lauch), 1 1/2 Tassen Wasser
(225 ml), 1 Teel. Instant-Gemüsebrühe,
1 EßI. Crème fraîche, Salz, Pfeffer, Muskat,
1 Stück Baguette oder 1 Brötchen

1

Kartoffel schälen und würfeln, Brokkoli waschen und kleinschneiden (1 EßI. Brokkoliröschen beiseite stellen). Kartoffeln und Brokkoli in dem Wasser zusammen mit Instant-Brühe zugedeckt in 20 Minuten sehr weich kochen. Eventuell etwas Wasser nachgießen.

2

Crème fraîche in die Suppe geben. Mit einem Pürierstab pürieren. Mit Salz, Pfeffer und geriebenem Muskat abschmecken.

3

Die zurückbehaltenen Brokkoliröschen in die Suppe geben und 2 Minuten erhitzen. Die Suppe in eine Suppenschale füllen. Dazu gibt es Baguette oder Brötchen.

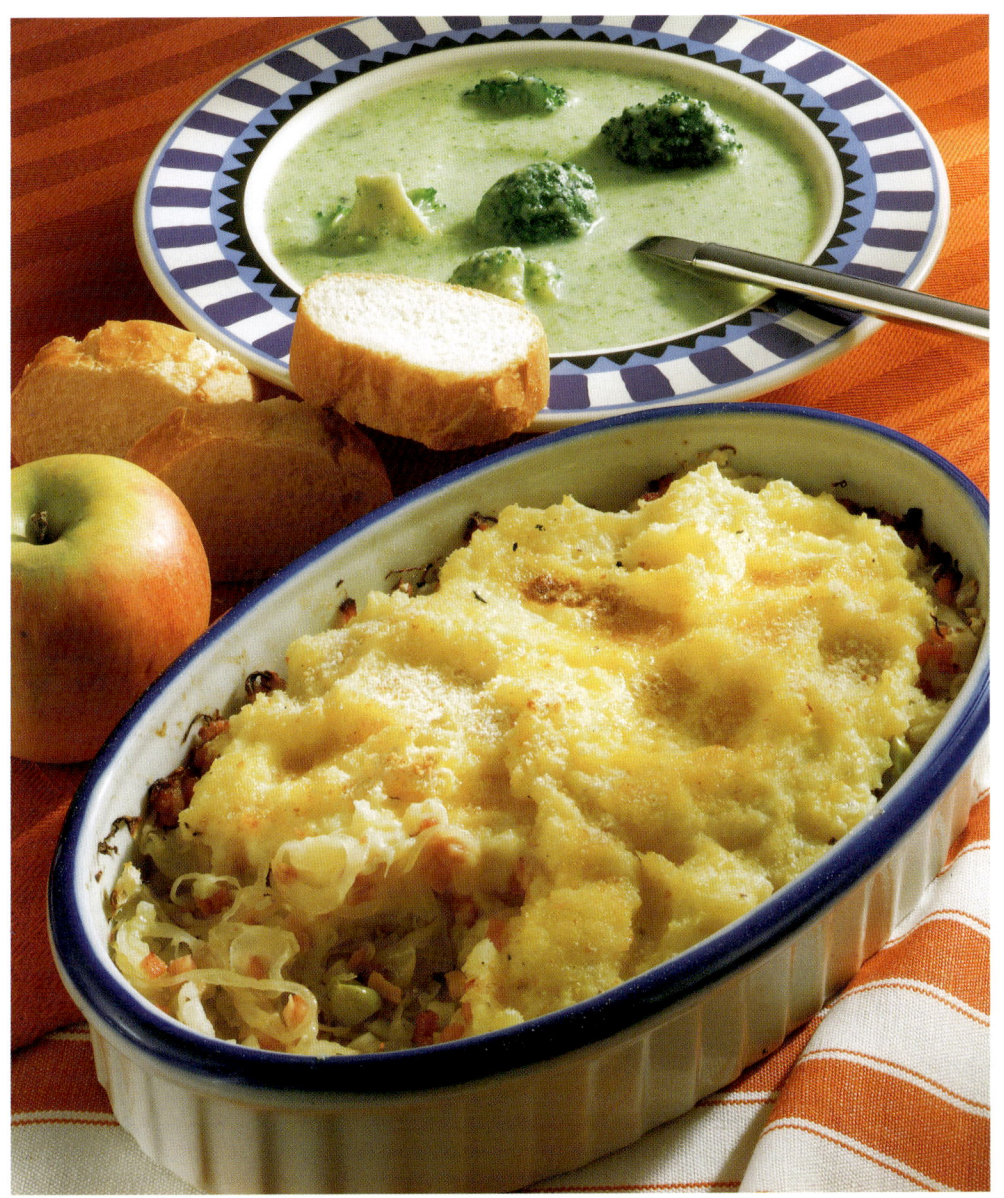

Putensteak mit Lauch

1 kleine Stange Lauch, 1 Zwiebel, 1 Tomate, 150 g Putenfleisch (dickes Stück aus der Oberkeule), einige Tropfen Öl, Salz, grob geschroteter Pfeffer, 1 knappe Tasse Wasser (140 ml), 1 Teel. Instant-Gemüsebrühe, 1 Eßl. Crème fraîche, 1 Teel. mittelscharfer Senf, 1 Stück Baguette (oder 1 Portion Kartoffeln, Reis oder Nudeln)

1

Lauch in 5 cm lange Streifen schneiden und waschen, gepellte Zwiebel in Ringe schneiden, gewaschene Tomate ohne Stielansatz würfeln. Fleisch im Stück mit Öl bepinseln und in einer beschichteten Pfanne 2 Minuten scharf anbraten, 8 Minuten bei mittlerer Hitze rundum weiterbraten. Salzen, pfeffern, in Alufolie wickeln und warm stellen.

2

Zwiebelringe in die heiße Pfanne geben und 2 Minuten braten. Lauch und Tomatenwürfel dazugeben und kurz mitbraten. Wasser dazugießen, Instant-Brühe hineinrühren und alles 5 Minuten köcheln lassen. Crème fraîche und Senf hineinrühren und 3–5 Minuten weiterköcheln lassen, bis die Sauce dicklich wird. Mit Salz und Pfeffer abschmecken.

3

Das Fleisch in dicke Scheiben schneiden, den Bratensaft zum Lauch geben. Die Fleischscheiben auf einen Teller legen und den Lauch daneben anrichten. Dazu gibt es das Baguette.

Strammer Max

2 Scheiben Vollkornbrot, 1 Eßl. Salatcreme oder Remoulade, einige Salatblätter, 50 g gekochter Schinken in Scheiben, Pfeffer, 1 Teel. Öl oder Butter, 1 Ei, Salz, 2 Tomaten, 1 Eßl. Schnittlauchröllchen

1

Die Brotscheiben mit Salatcreme oder Remoulade bestreichen. Die gewaschenen Salatblätter darauf legen, den Schinken darüber verteilen, mit Pfeffer würzen.

2

Das Fett in einer beschichteten Pfanne erhitzen und das Ei darin als Spiegelei braten, mit Salz würzen und auf das Brot legen. Die Tomaten waschen, ohne Stielansätze achteln und neben das Schinkenbrot legen. Die Tomaten mit Salz, Pfeffer und Schnittlauchröllchen bestreuen.

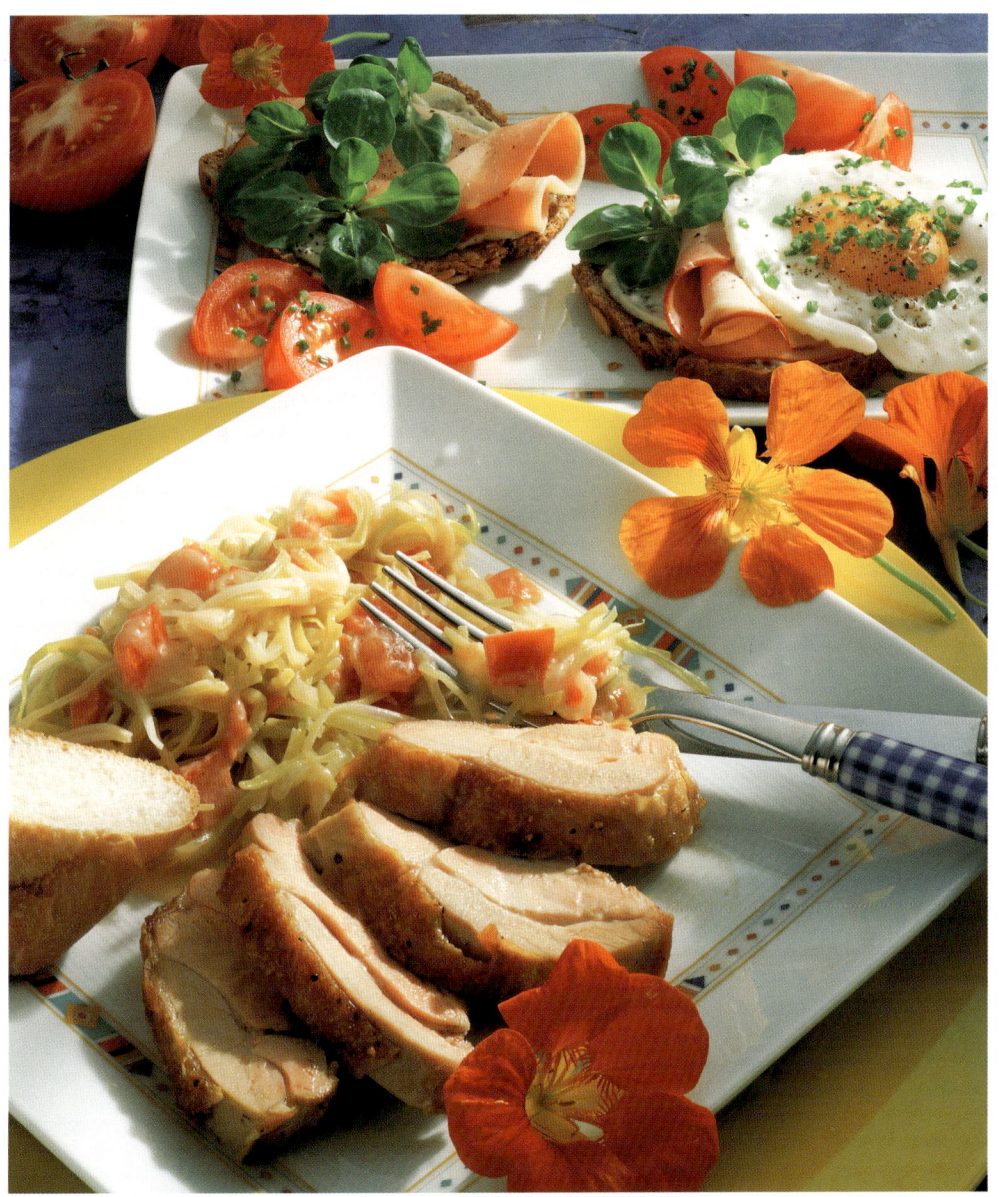

Eier mit Senfsauce

3 Kartoffeln, Salz, 2 Eier, 1 Eßl. mittelscharfer Senf, 1 Eßl. Crème fraîche, 2 Eßl. Wasser, 1 Beet Kresse, 1/3 Salatgurke, 1 Teel. Zitronensaft, 1 Prise Zucker, Pfeffer

1

Kartoffeln schälen, kleinschneiden und 20 Minuten in Salzwasser kochen.

2

Die Eier in 5 Minuten wachsweich kochen. Senf, Crème fraîche und Wasser verrühren und kurz in einem Topf auf dem Herd oder in einer Glasschüssel in der Mikrowelle aufkochen lassen, einmal gut durchrühren.

3

Kartoffeln abgießen, zugedeckt einmal gut durchschütteln, kurz abdampfen lassen und auf einem Teller anrichten. Die Eier pellen und in die Mitte setzen. Die Senfsauce darüber gießen. Die Kresse vom Beet schneiden und die Hälfte über die Eier streuen.

4

Die Gurke waschen und in dünne Scheiben schneiden. Mit Zitronensaft, Zucker, Salz und Pfeffer würzen. Auf einem Salatteller anrichten und mit der restlichen Kresse bestreuen. Gurkensalat und Eier getrennt servieren.

Käsebrot

2 Scheiben Vollkornbrot, 1 Eßl. Salatcreme, einige Salatblätter, 50 g Käse in Scheiben, 1 Stück Salatgurke, Salz

1

Die Brotscheiben mit der Salatcreme bestreichen. Gewaschene Salatblätter und Käse darauf legen.

2

Von der Gurke einige dünne Scheiben abschneiden und auf dem Käse verteilen. Die restliche Gurke in dicke Scheiben schneiden, mit Salz würzen und an den Tellerrand neben die Brote legen.

! **Tip fürs Büro:**
Bereiten Sie aus den Zutaten ein Käse-Sandwich zu. Die Gurkenscheiben extra verpacken.

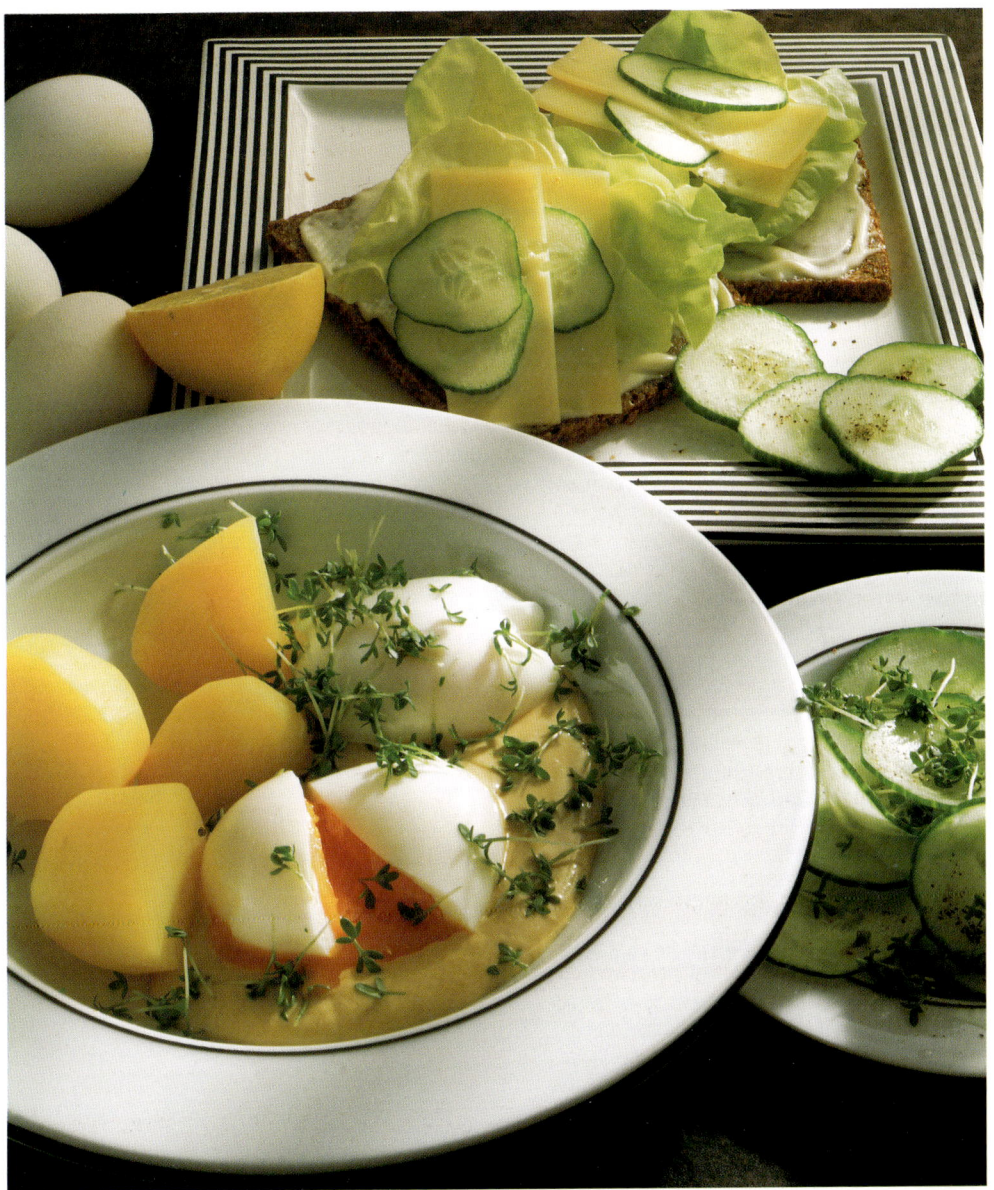

Paprikagulasch

1/2 Tasse Reis (50 g)*, Salz, 100 g Putenfleisch (aus der Oberkeule), 2 Zwiebeln, 1 Knoblauchzehe, 1 Paprikaschote, 1/2 Tasse Wasser (75 ml), 2 Eßl. Tomatenmark, 1 Teel. Öl, 2 Lorbeerblätter, 2 Stückchen unbehandelte Zitronenschale, 1/2 Tasse Weißwein oder Brühe (75 ml), 1/2 Teel. gemahlener Kümmel, Pfeffer, 1 Eßl. Crème fraîche

1

Reis in Salzwasser 20 Minuten kochen. Putenfleisch würfeln, gepellte Zwiebeln achteln, gepellten Knoblauch fein würfeln, Paprikaschote waschen, putzen und grob würfeln. Wasser mit Tomatenmark verrühren.

2

Öl in einer Deckelpfanne erhitzen. Fleisch darin 5 Minuten rundum anbraten. Zwiebeln dazugeben, 5 Minuten weiterbraten. Paprika weitere 5 Minuten mitbraten. Lorbeerblätter, Zitronenschale und Knoblauch hinzufügen. Tomatensauce einrühren und 5 Minuten köcheln lassen.

3

Wein oder Brühe dazugießen. Mit Kümmel, Salz und Pfeffer würzen, umrühren und zugedeckt bei ganz schwacher Hitze 15 Minuten köcheln lassen. Zum Schluß die Crème fraîche unterrühren.

* Mittags kochen – abends essen: 50 g Reis mehr mitgaren!

Curryreis mit Banane

1 Staude Chicorée, 1 Banane, 1 Orange, 1 Eßl. Haselnüsse, 1 Frühlingszwiebel, 1 Portion gekochter Reis, 1 Eßl. Salatcreme, 1 Teel. Zucker, 2 Teel. Curry, Salz, Pfeffer

1

Chicorée putzen und in Streifen schneiden (einige ganze Blätter beiseite legen). Banane schälen und schräg in Scheiben schneiden. Orange halbieren, eine Hälfte auspressen, die andere schälen und in Stücke schneiden. Haselnüsse grob hacken. Frühlingszwiebel waschen und in Ringe schneiden (einige beiseite stellen).

2

Reis mit Chicorée, Banane, Orangenstücken, Nüssen und Frühlingszwiebelringen mischen. Aus Salatcreme, Orangensaft, Zucker, Curry, Salz und Pfeffer eine Sauce rühren und bis auf 2 Eßl. über den Salat gießen.

3

Den Curryreis auf den Chicoréeblättern anrichten. Die restliche Currysauce darüber gießen und die zurückbehaltenen Zwiebelringe über den Salat streuen.

 Tip fürs Büro:
Salat in einer gut verschließbaren Dose bis zum Verzehr kühl stellen.

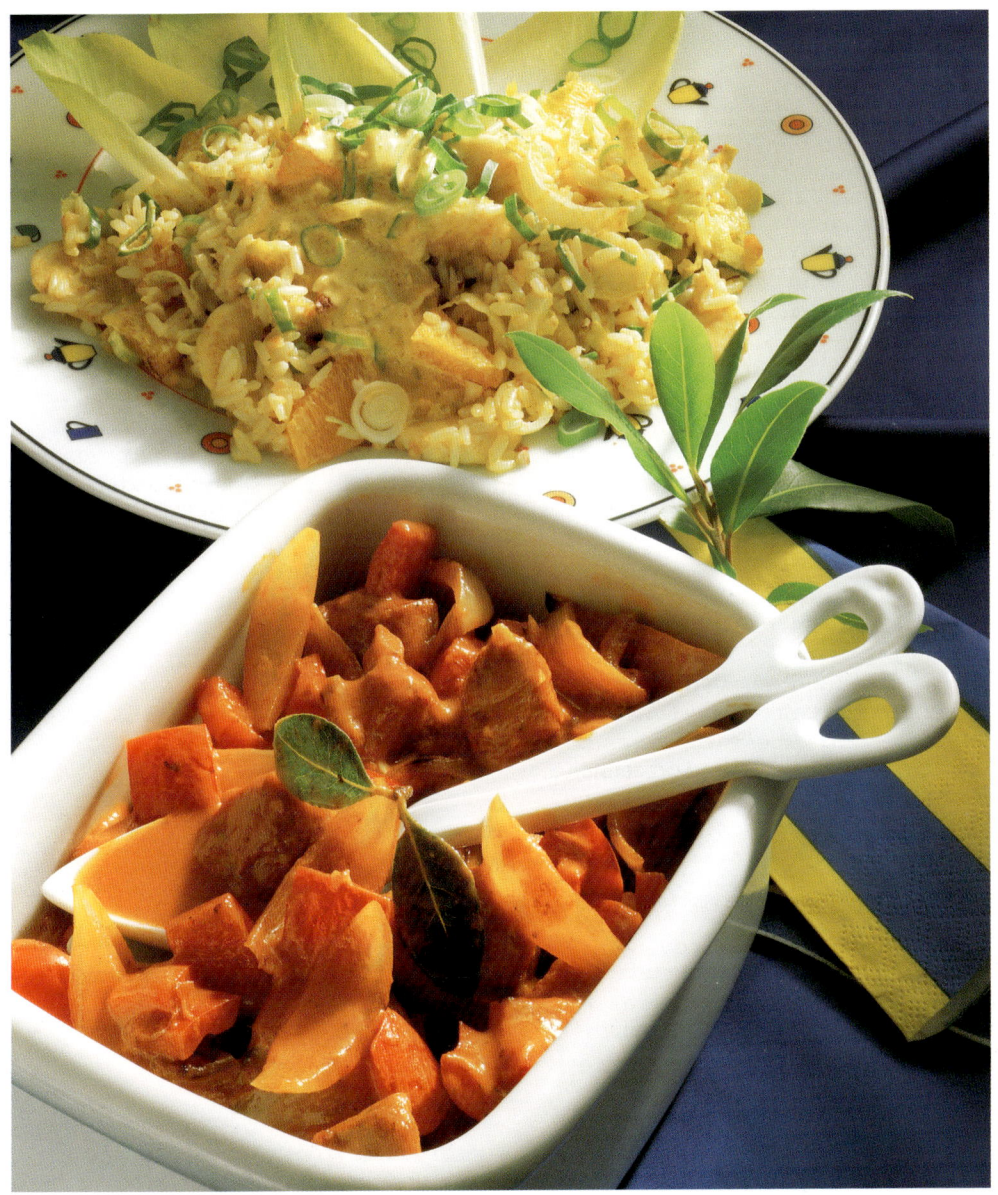

Erbsensuppe

*1 Scheibe Weißbrot, 1 Zwiebel, 1 Kartoffel,
1 Packung tiefgekühlte Erbsen (300 g),
1 1/2 Tassen Wasser (225 ml), 1 Teel. Instant-
Gemüsebrühe, 1 Eßl. Butter, Salz, Pfeffer,
1 Eßl. Crème fraîche, 1/2 Teel. getrockneter
Majoran*

1

Brot würfeln, Zwiebel pellen und in Ringe
schneiden. Kartoffel schälen und würfeln.
Von den Erbsen 2 Eßl. beiseite stellen.

2

Kartoffelwürfel, Erbsen, Wasser und Instant-
Brühe in einen Topf geben und aufkochen
lassen. Zugedeckt bei schwacher Hitze in
etwa 10–15 Minuten weich kochen. Inzwischen die Brotwürfel in einer trockenen Pfanne anrösten. Zwiebelringe und Butter dazugeben, mit Salz und Pfeffer würzen, bei mittlerer Hitze unter Rühren anbraten, dann die
Pfanne beiseite stellen.

3

Crème fraîche in die Suppe geben. Die Suppe
mit einem Pürierstab glattrühren. Mit Salz,
Pfeffer und Majoran abschmecken, die restli-
chen Erbsen unterheben. Die Suppe in eine
Suppenschale füllen. Die Brotwürfel und
Zwiebelringe auf der Suppe verteilen.

Apfel-Sauerkraut-Salat

*1 kleiner roter, süßer Apfel, 1/2 Dose Cham-
pagnerkraut (200 g), 2 Eßl. Haselnüsse,
1 Eßl. Honig, Salz, Pfeffer, 1 Kümmelstange
oder 1 Brötchen*

1

Apfel waschen und mit Schale fein würfeln,
das Sauerkraut zerpflücken und auflockern.
Die Haselnüsse grob hacken.

2

Apfelwürfel, Sauerkraut und Haselnüsse vermischen. Mit Honig, Salz und Pfeffer abschmecken. Den Salat 1 Stunde ziehen lassen.
Dazu gibt es eine Kümmelstange oder ein
Brötchen.

! **Tips fürs Büro:**
**Salat in einer gut verschließbaren Dose bis
zum Verzehr kühl stellen. Kümmelstange
kurz vorher frisch kaufen.**

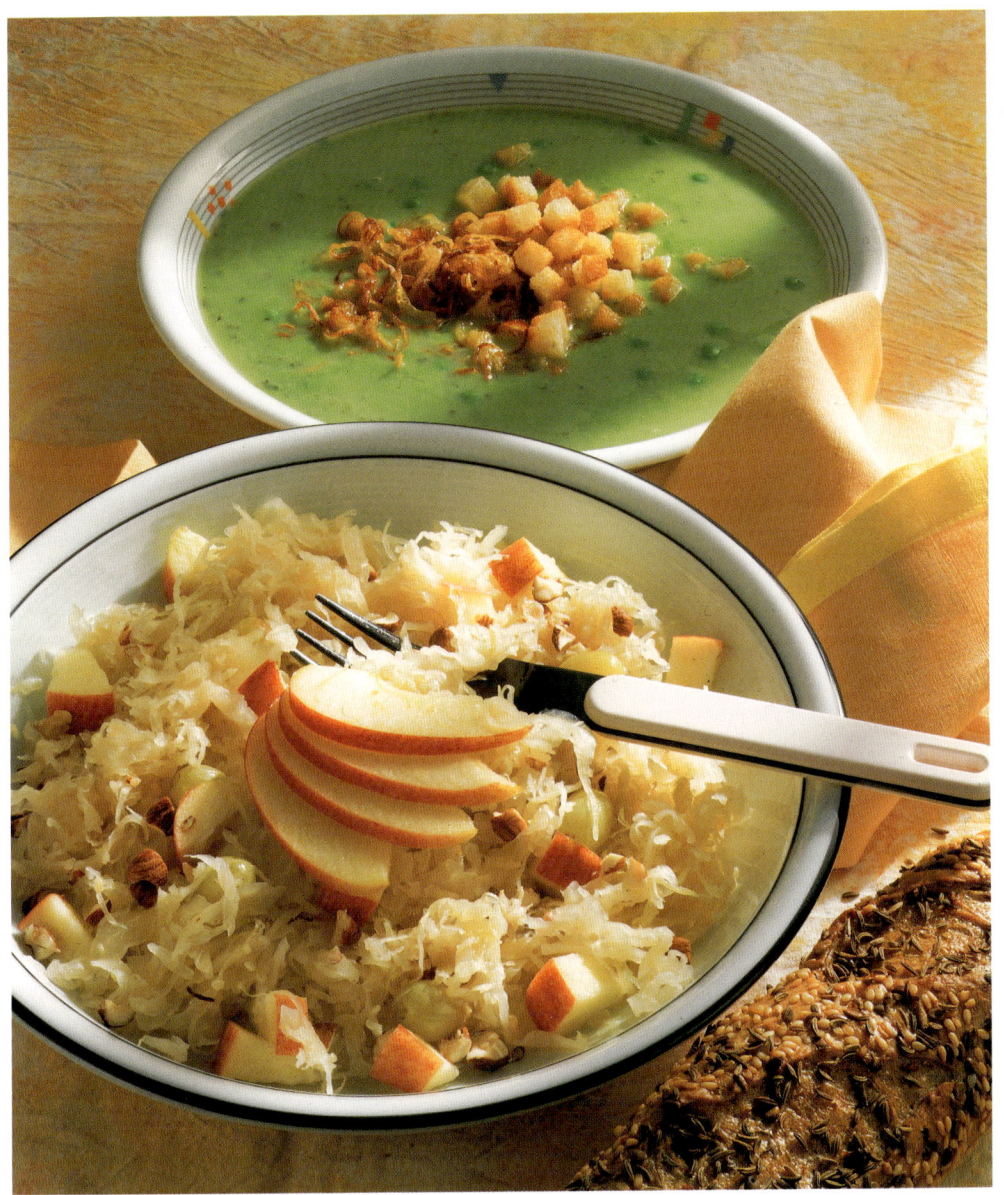

Thunfischragout

75 g Bandnudeln, Salz, 1 Zwiebel, 1 Knob-
lauchzehe, 2 Tomaten, 1 Teel. Pflanzenöl,
2 Eßl. Wasser, Pfeffer, 1 kleine Dose Thunfisch
(natur), 3 Eßl. gehackte Petersilie*

1

Nudeln in Salzwasser nach Packungsanwei-
sung bißfest kochen. Zwiebel pellen und in
Streifen schneiden, Knoblauch pellen und
würfeln, Tomaten waschen und ohne Stielansätze achteln.

2

Eine Pfanne erhitzen und das Öl darin verstreichen. Zwiebelstreifen darin in 2 Minuten
glasig braten. Knoblauchwürfel, Tomaten
und Wasser dazugeben und alles bei schwacher Hitze unter Rühren 5 Minuten schmoren. Mit Salz und Pfeffer würzen. Den Thunfisch zerpflücken und mit Petersilie unter die
Gemüsemischung heben, kurz erwärmen.

3

Die Nudeln abtropfen lassen, auf einen Teller
geben und die Thunfisch-Tomatensauce darauf verteilen.

Schinken-Nudel-Salat

*1 Portion gekochte Bandnudeln, 1 Eßl. Öl,
1 Eßl. Zitronensaft, 4 Eßl. grob gehacktes
Basilikum, Salz, Pfeffer, 50 g gekochter
Schinken in Scheiben*

1

Nudeln kleinschneiden, mit Öl und Zitronensaft beträufeln. Das Basilikum unterheben
und mit Salz und Pfeffer abschmecken.

2

Den Schinken kleinschneiden und ohne
zusätzliches Fett in einer Pfanne anrösten.
Dabei ständig rühren. Den Schinken unter
die Nudeln heben.

 Tip fürs Büro:
**Salat in einer gut verschließbaren Dose bis
zum Verzehr kühl stellen.**

*** Mittags kochen – abends essen:
75 g Bandnudeln mehr mitgaren!**

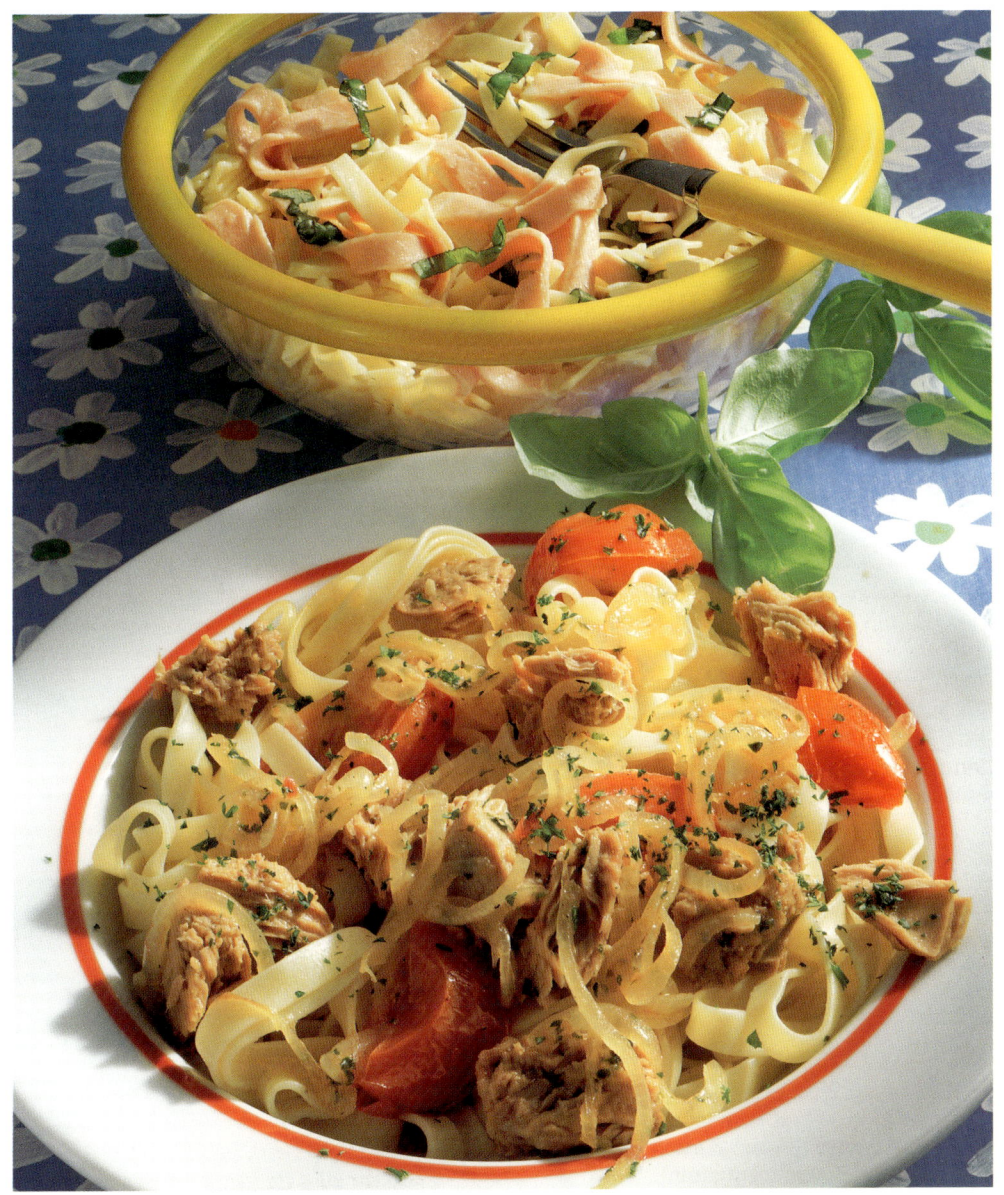

Fischpfanne

3 Kartoffeln*, Salz, 150 g Fischfilet (Kabeljau, Rotbarsch, Seelachs oder Scholle), einige Tropfen Zitronensaft, Pfeffer, 2 Zwiebeln, 1 kleiner Zucchino, 1 Eßl. Öl, 1/2 Tasse Wasser (75 ml), 1 Eßl. Crème fraîche, 2 Eßl. mittelscharfer Senf, 1 Teel. getrockneter Estragon

1

Die Kartoffeln 20 Minuten in Salzwasser kochen, dann pellen und in Scheiben schneiden. Das Fischfilet würfeln, mit Zitronensaft, Salz und Pfeffer würzen, 30 Minuten ziehen lassen. Die Zwiebeln pellen und achteln. Den Zucchino waschen, halbieren und in Scheiben schneiden.

2

Das Öl in einer Pfanne erhitzen. Zwiebeln und Fisch darin 5 Minuten scharf anbraten, dabei vorsichtig umrühren. Zucchino- und Kartoffelscheiben dazugeben und alles bei mittlerer Hitze 5 Minuten weitergaren.

3

Wasser mit Crème fraîche, Senf und Estragon verrühren, in die Pfanne zum Fisch gießen, einmal vorsichtig umrühren und 2 Minuten köcheln lassen.

Kohlrabicremesuppe

1 Kartoffel, 1 Kohlrabiknolle (etwa 300 g, mit Grün), 1 1/2 Tassen Wasser (225 ml), 1 Teel. Instant-Gemüsebrühe, 50 g gekochter Schinken, 1 Eßl. Crème fraîche, 1 Eßl. Zitronensaft, Salz, Pfeffer

1

Kartoffel und Kohlrabi schälen (1 dünne Scheibe Kohlrabi zurückbehalten) und würfeln. Kohlrabischeibe in dünne Streifen schneiden, Kohlrabigrün hacken, beides beiseite stellen.

2

Kartoffel- und Kohlrabiwürfel in dem Wasser mit Instant-Brühe zugedeckt 30 Minuten köcheln lassen. Inzwischen den Schinken kleinschneiden und in einer Pfanne unter ständigem Rühren knusprig braten, bis er anfängt zu spritzen, dann warm stellen.

3

Crème fraîche in die Suppe geben und alles mit einem Pürierstab pürieren, eventuell etwas Wasser nachgießen. Mit Zitronensaft, Salz und Pfeffer abschmecken. Kohlrabistifte und -grün dazugeben und kurz erhitzen. Die Suppe in einem tiefen Teller anrichten und mit dem Schinken bestreuen.

* Heute kochen – morgen essen:
3 Kartoffeln mehr für das Lauchgratin mitkochen.

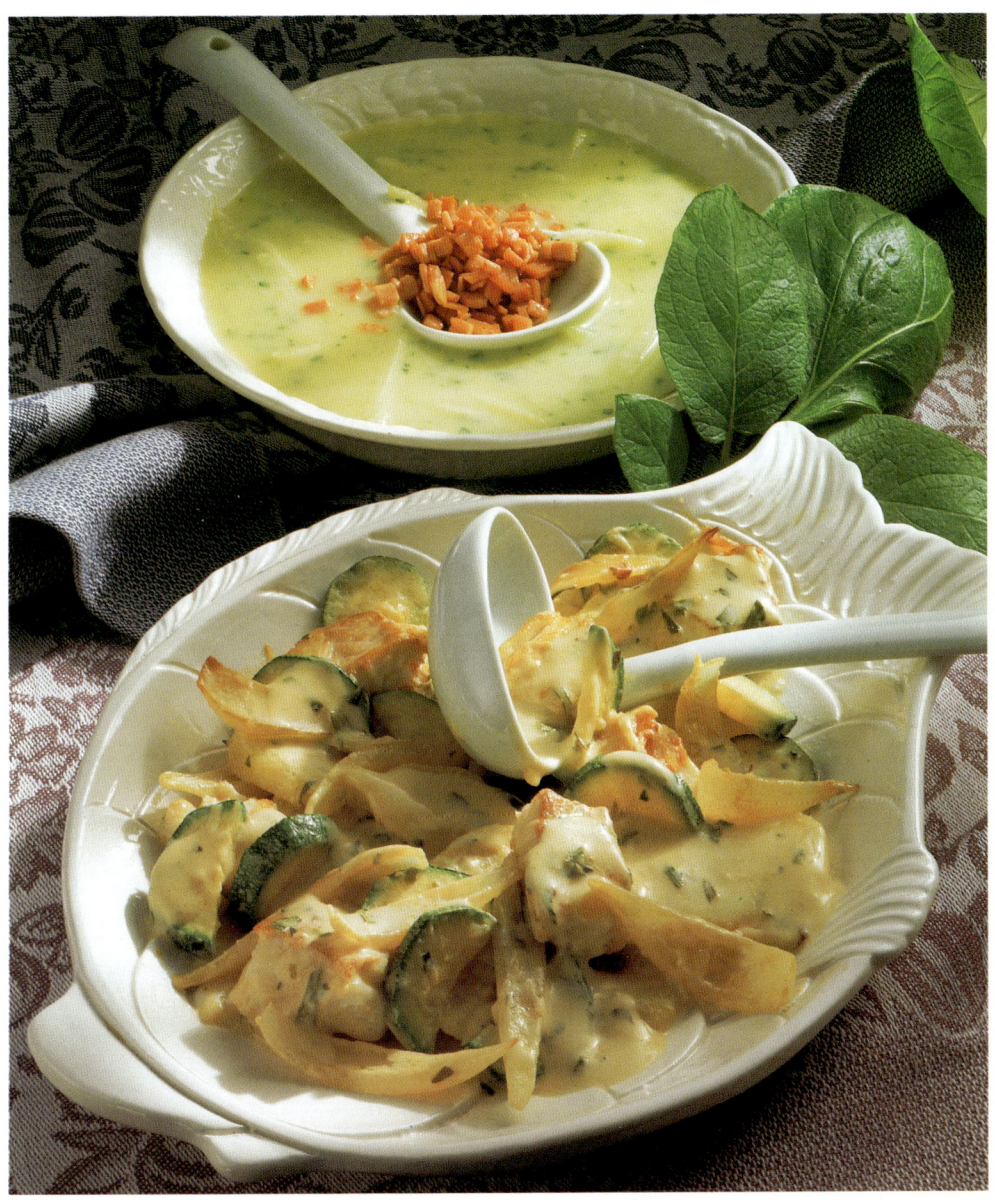

Bohneneintopf

3 Kartoffeln, 150 g grüne Bohnen, 100 g deutsches Corned beef (1 dicke Scheibe), 1 1/2 Tassen Wasser (225 ml), 1 Teel. Instant-Gemüsebrühe, 3 Eßl. gehackte Petersilie, 1/2 Teel. getrockneter Majoran, Salz, Pfeffer

1

Die Kartoffeln schälen und in Schnitze schneiden. Die Bohnen putzen, waschen und schräg in dünne Scheiben schnippeln. Das Corned beef würfeln.

2

In einem Topf die Kartoffeln mit Wasser und Instant-Brühe 15 Minuten leise köcheln lassen. Bohnen dazugeben und 10 Minuten weiterköcheln lassen. Das Corned beef hinzufügen und einmal umrühren. Mit 2 Eßl. Petersilie, Majoran, Salz und Pfeffer abschmecken.

3

Den Bohneneintopf in einen tiefen Teller geben und mit der restlichen Petersilie bestreuen.

Lauchgratin

3 gekochte Kartoffeln, 1 Tomate, 1 kleine Stange Lauch, 50 g Käse (45 % Fett), Salz, Pfeffer, 1 Eßl. Crème fraîche, 2 Eßl. warmes Wasser, 1 Teel. Instant-Gemüsebrühe

1

Den Backofen auf 180° vorheizen. Die Kartoffeln pellen und in Scheiben schneiden. Die Tomate waschen und ohne Stielansatz in Stücke schneiden. Den Lauch in dünne Ringe schneiden und waschen. Den Käse im Blitzhacker zerkleinern.

2

In eine ofenfeste Form die Hälfte der Kartoffelscheiben schichten, dann die Tomatenstücke und Lauchringe darüber verteilen. Mit Salz und Pfeffer würzen und mit einer Schicht Kartoffeln abdecken. Den Käse darüber streuen. Crème fraîche mit Wasser und Instant-Brühe verrühren und über das Gratin gießen.

3

Das Lauchgratin im Ofen (Mitte, Umluft 160°) in 30 Minuten goldbraun überbacken.

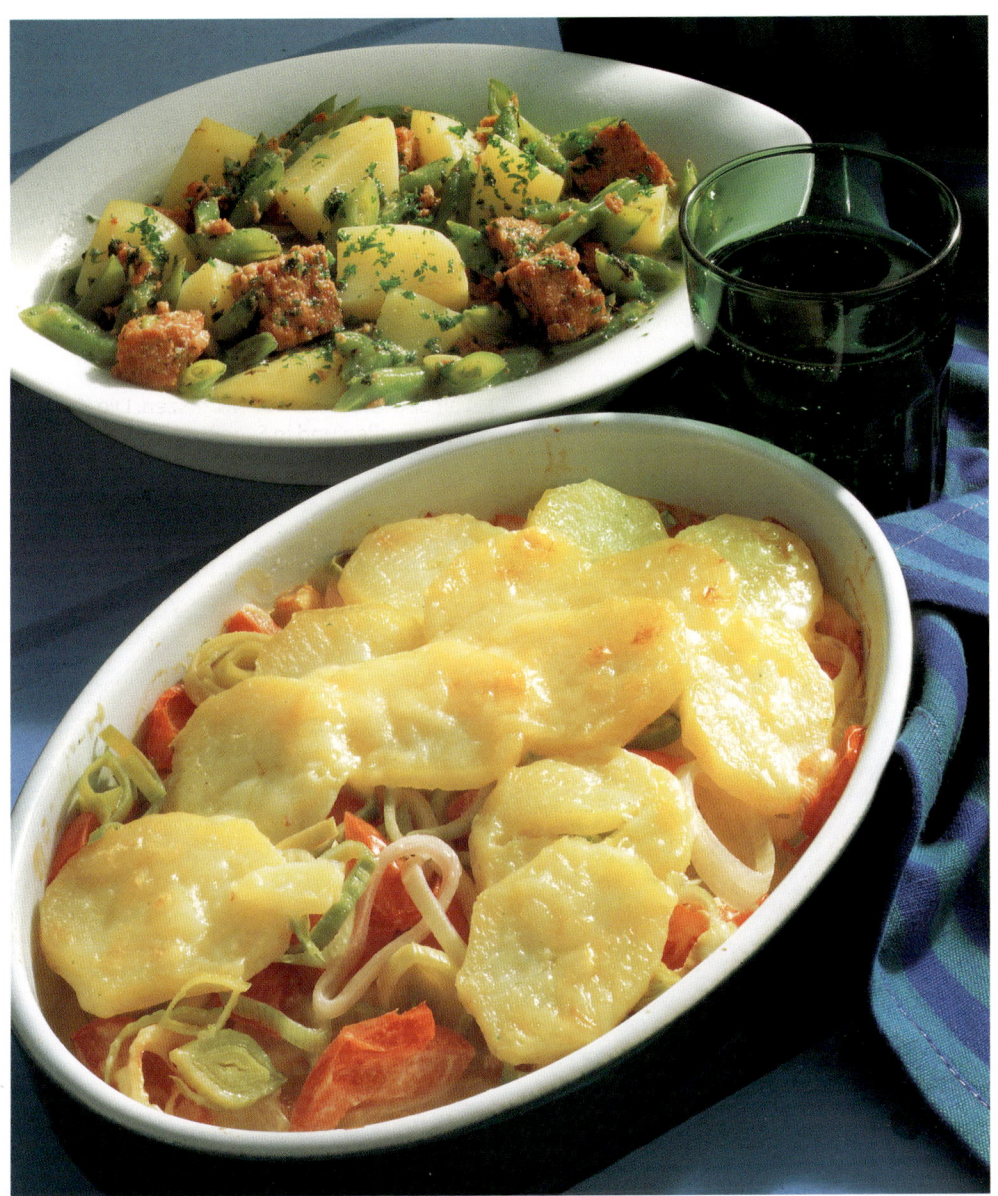

Schnitzel Wiener Art

3 Kartoffeln*, Salz, 1 Tomate, 1 Stückchen Salatgurke, 1 Zwiebel, 2 Eßl. Pflanzenöl, 2 Eßl. Wasser, 1 Teel. Instant-Gemüsebrühe, 1 Eßl. Weißweinessig, 1 Teel. Zucker, Pfeffer, 1 dünne Scheibe Fleisch (100 g, Schnitzel von Pute, Schwein oder Kalb), 1/2 Tüte Panier-mehl (Fertigprodukt), 1 Teel. Butter (oder Margarine), 2 Eßl. Schnittlauchröllchen, einige Salatblätter, 1 Stück Zitrone

1

Kartoffeln in Salzwasser 20 Minuten kochen, pellen und in Scheiben schneiden. Tomate waschen, ohne Stielansatz achteln, Gurke waschen, in dünne Scheiben schneiden. Zwiebel pellen und würfeln. 1 Eßl. Öl in einen kleinen Topf geben. Zwiebel darin glasig braten. Kartoffeln, Tomate, Gurke, Wasser, Instant-Brühe, Essig und Zucker dazugeben, salzen, pfeffern und kurz erwärmen. Den Topf beiseite stellen.

2

Schnitzel mit Wasser anfeuchten, im Panier-mehl wenden und in dem restlichen Öl und der Butter bei mittlerer Hitze in 3–5 Minuten je Seite goldbraun braten.

3

Kartoffelsalat mit Schnittlauch bestreuen und auf Salatblättern anrichten. Schnitzel und Zitronenschnitz daneben legen.

* Heute kochen – morgen essen: 3 Kartoffeln für das Bauernfrühstück mitgaren!

Käsetoast

2 Scheiben Toastbrot, 1 Eßl. Butter (oder Margarine), 1 Tomate, 1/2 Frühlingszwiebel, Salz, Pfeffer, 50 g Käse in Scheiben

1

Die Brotscheiben toasten und mit Butter bestreichen. Die Tomate waschen und ohne Stielansatz in Scheiben, die Frühlingszwiebel waschen und in Ringe schneiden, beides auf den Broten verteilen. Mit Salz und Pfeffer würzen. Die Käsescheiben darauf legen.

2

Die Brote auf eine ofenfeste Platte legen und im Grill goldbraun überbacken.

! **Tip fürs Büro:**
Wenn das Ihr Lunchpaket für morgen sein soll, toasten Sie das Brot nicht. Nehmen Sie die Weißbrotscheiben und bestreichen Sie sie mit Butter. Belegen Sie sie mit Salatblättern, Frühlingszwiebelringen und Käse. Die Tomate – es können auch 2 sein – extra verpacken.

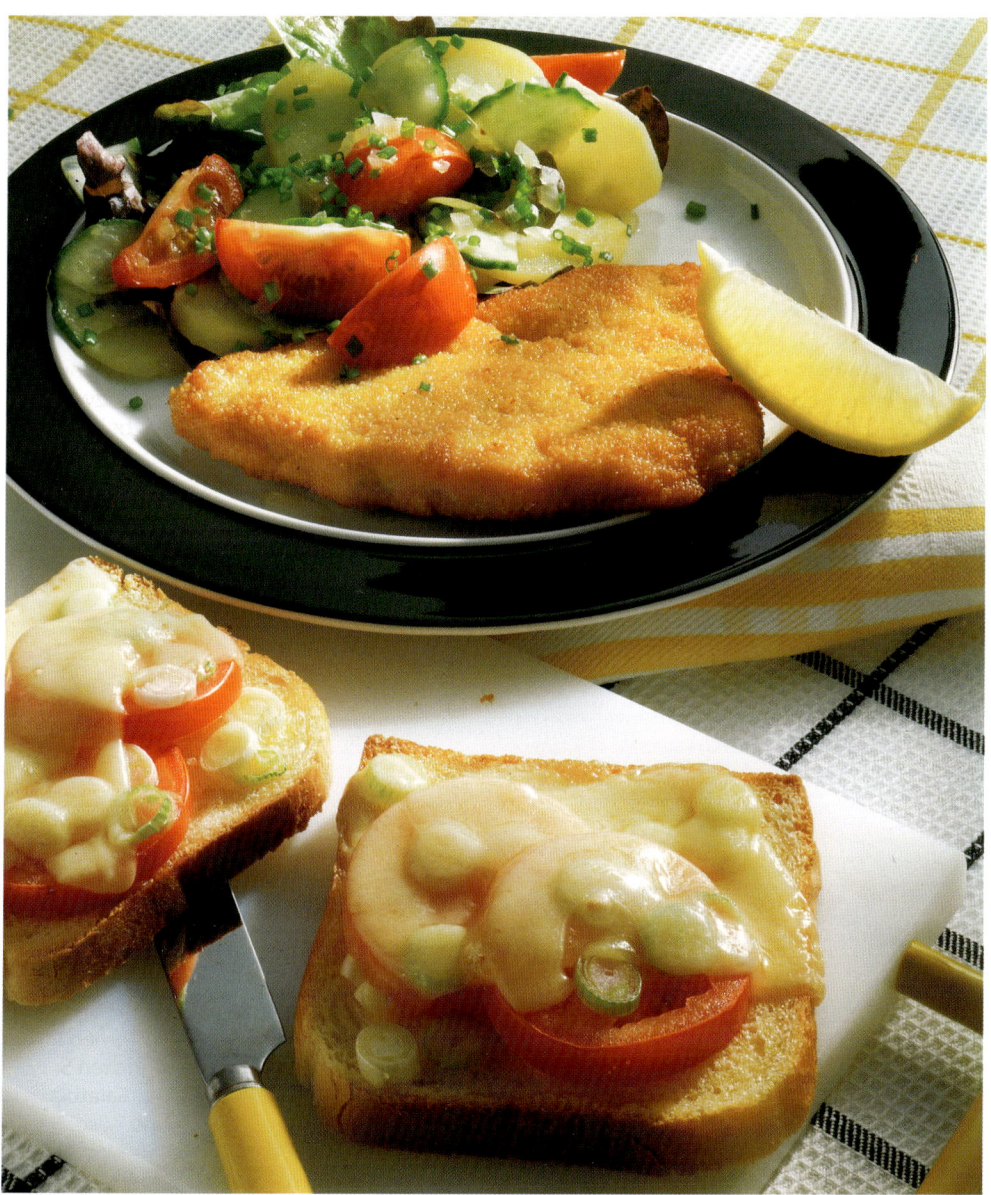

31

Bauernfrühstück

3 gekochte Kartoffeln, 1/2 Frühlingszwiebel, 2 Eier, Salz, Pfeffer, 1 Teel. Butter (oder Margarine), 1 Teel. Öl, 2 Eßl. Schnittlauchröllchen, 2 Gewürzgurken

1

Die Kartoffeln pellen und in Scheiben schneiden. Die Frühlingszwiebel putzen, waschen und schräg in Ringe schneiden. Die Eier mit Salz und Pfeffer verquirlen.

2

Kartoffelscheiben in einer beschichteten Pfanne zunächst ohne Fett anbraten. Zwiebelringe und Fett dazugeben und die Kartoffeln goldgelb zu Ende braten. Die Hitze reduzieren und die Eimasse über die Kartoffeln gießen, die Schnittlauchröllchen darüber streuen und die Eimischung langsam stocken lassen. Dabei ein- bis zweimal vorsichtig wenden.

3

Gewürzgurken in dicke Scheiben schneiden und auf den Tellerrand legen. Das Bauernfrühstück daneben auf den Teller gleiten lassen.

Corned-beef-Brot

2 Scheiben Vollkornbrot, 1 Eßl. Salatcreme, einige Salatblätter, 50 g deutsches Corned beef, 1 Stück Salatgurke, Salz, Pfeffer

1

Die Brotscheiben mit Salatcreme bestreichen. Gewaschene Salatblätter und Corned beef darauf legen. Von der Gurke einige dünne Scheiben abschneiden und darauf verteilen, mit wenig Salz und Pfeffer würzen.

2

Die Brote auf einen Teller legen. Die restliche Gurke in dicke Scheiben schneiden, um die Brote legen und mit Salz und Pfeffer würzen.

! **Tip fürs Büro:**
Bereiten Sie aus den Zutaten ein Sandwich zu. Die Gurkenscheiben extra verpacken.

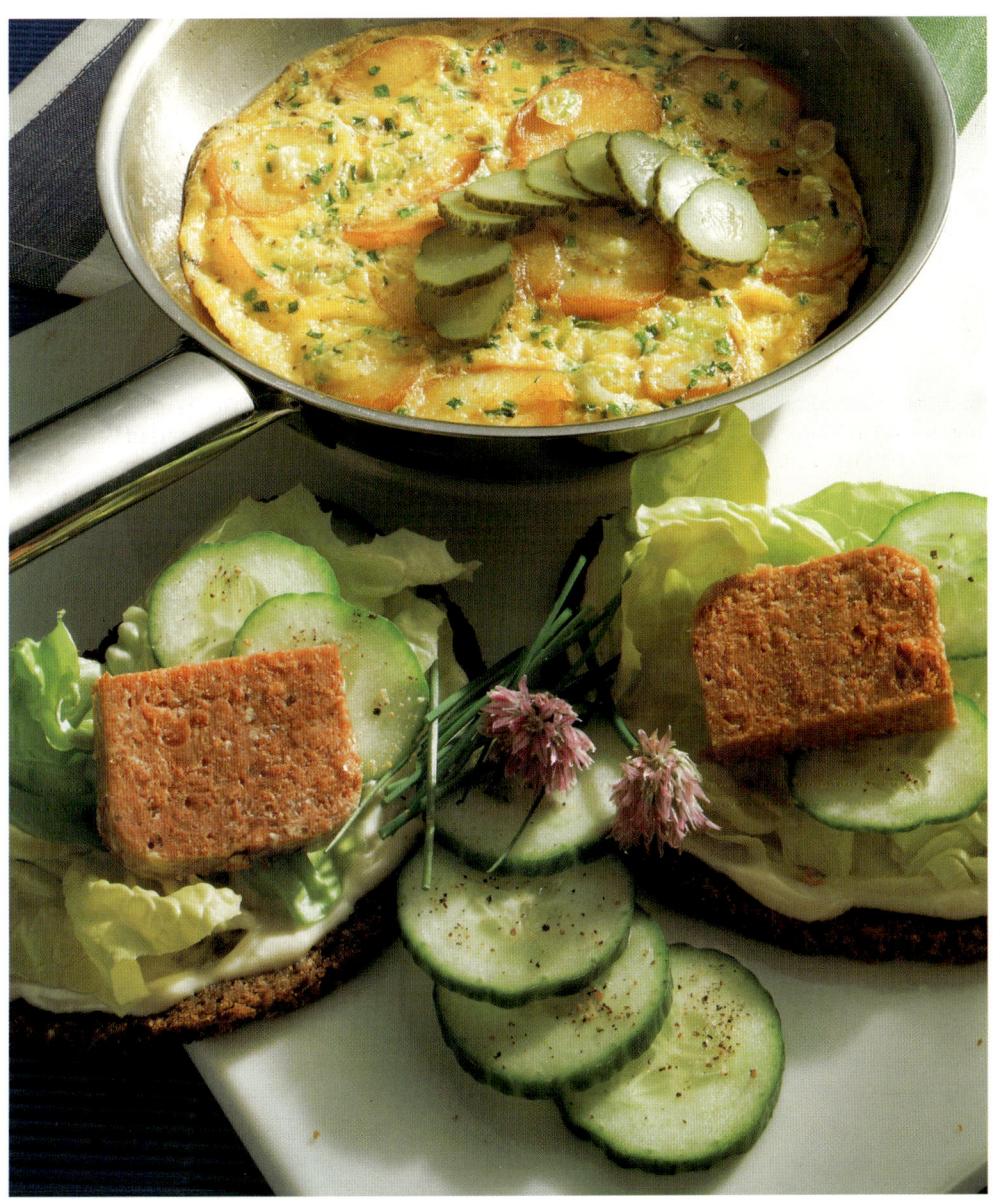

Vorräte, die Sie im Haus haben sollten

Getreideprodukte: Vollkornbrot, Vollkorntoast, Knäckebrot, Baguette oder Brötchen, Müsli

Milchprodukte: Ihr Vorrat an Milchprodukten richtet sich nach den Frühstücken und Zwischenmahlzeiten, die Sie bevorzugen (siehe Seite 4 und 5)

Fett: Butter oder Margarine, Pflanzenöl, Olivenöl, Crème fraîche, Salatcreme

Gewürze: Salz, Pfeffer aus der Mühle, geschroteter Pfeffer, Curry, Muskat, Paprika edelsüß, gemahlener Kümmel, getrockneter Estragon, getrockneter Majoran, Lorbeerblätter, frischer Knoblauch, mittelscharfer Senf, Tomatenmark (Tube), Weinessig, Weißwein, Zitronen

Frische Kräuter: Basilikum, Kresse, Petersilie, Schnittlauch

Obst: Für die Diät sollten Sie immer einen Vorrat an frischem Obst im Hause haben (Seite 5)

Gemüse: siehe Seite 5 und Blattsalat, Kartoffeln, Zwiebeln oder Frühlingszwiebeln

Sonstiges: Spaghetti und Bandnudeln, Reis, Gewürzgurken (Glas), Instant-Gemüsebrühe (Glas), Mehl, Paniermehl (Fertigprodukt), Honig, Marmelade, Zucker, Nüsse

Tips und Tricks

✎ Wenn nicht ausdrücklich angegeben ist, ob groß oder klein, halten Sie sich beim Einkauf von Obst und Gemüse an mittlere Größen. Es macht wirklich nichts, wenn die Stücke ein bißchen größer oder kleiner ausfallen.

✎ Nur mit Fett sollten Sie sparsam umgehen. Da halten Sie sich am besten an die angegebenen Mengen.

✎ Wenn Ihre beschichtete Pfanne nicht mehr ganz neu ist, verreiben Sie in ihr mit Küchenpapier einige Tropfen Pflanzenöl. Dann klebt nichts an.

✎ Damit Spaghetti oder Nudeln nicht zusammenkleben, geben Sie einige Tropfen Öl ins Kochwasser.

✎ Verwenden Sie Pflanzenöl zum Braten, es ist hocherhitzbar. Für Salate und kalte Gerichte eignet sich am besten Olivenöl.

✎ Wenn Ihnen ein Gericht nicht zusagt, tauschen Sie es einfach gegen ein anderes aus. Es können natürlich auch ganze Tage getauscht werden.

✎ Beim Frühstück können Sie frei wählen, ein bißchen Abwechslung sollte aber drinsein.